DOCTEUR L. HUMBEL

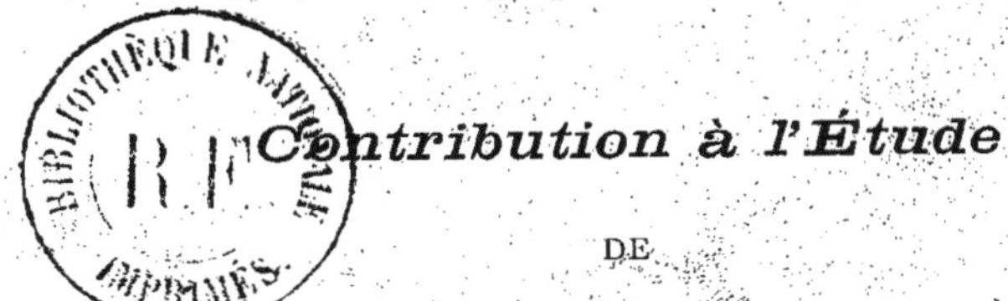

## Contribution à l'Étude

### DE

# L'ICTÈRE PERSISTANT

Indications générales de l'intervention chirurgicale

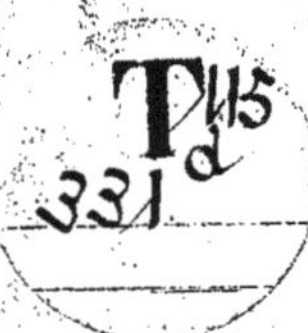

*Contribution à l'Étude*

DE

# L'ICTÈRE PERSISTANT

Indications générales de l'intervention chirurgicale

PAR

## Le Docteur Louis HUMBEL

Elève de l'École du Service de Santé Militaire

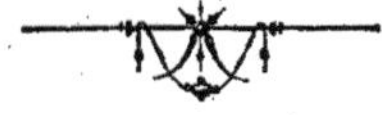

LYON

IMPRIMERIE Paul LEGENDRE & C<sup>ie</sup>
Ancienne Maison A. WALTENER
*14, rue Bellecordière, 14*

1898

Au moment de quitter l'Université de Lyon et l'Ecole du Service de Santé militaire, nous sommes heureux de témoigner notre reconnaissance à tous nos Maîtres militaires et civils qui nous ont dirigé au début de nos études médicales et aux personnes qui, pendant ces trois années, nous ont montré de l'intérêt.

L'idée première de ce travail nous a été donnée par M. le professeur agrégé Vallas, c'est à lui qu'iront nos premiers remerciements.

Nous tenons à assurer de notre vive gratitude M. le professeur Poncet, pour le grand honneur qu'il nous a fait en acceptant la présidence de notre thèse.

M. le Médecin Inspecteur Kelsch, directeur de l'Ecole du Service de Santé militaire, nous a encouragé à nos débuts dans la médecine militaire, nous le prions de recevoir ici l'expression de notre respectueuse reconnaissance pour l'intérêt qu'il nous a toujours témoigné.

Nous remercions sincèrement M. le Médecin Principal de 1re classe, Pierrot, sous-directeur de l'Ecole, qui s'est montré très bienveillant pour nous en maintes circonstances.

Nous n'oublierons jamais nos Maîtres de l'Hôpital militaire Desgenettes, qui ont eu la tâche ingrate et difficile de nous apprendre les premiers éléments de la clinique. MM. les Médecins-Majors, Sieur, Rioblanc, Marcus et Benoît ont plus particulièrement droit à notre reconnaissance pour la grande bienveillance qu'ils ont toujours eue pour nous.

Nous avons trouvé parmi nos camarades de promotion quelques amis sincères et dévoués et quelques excellents camarades dont nous garderons toujours le souvenir.

# INTRODUCTION

Depuis quelques années, grâce à la sécurité que donne la méthode antiseptique dans les opérations sur les organes abdominaux, les affections des voies biliaires sont devenues passibles d'un traitement chirurgical. L'indication la plus fréquente de ces interventions est l'ictère chronique dû, le plus souvent, à une occlusion mécanique du canal cholédoque. L'ictère chronique produit une intoxication générale de l'organisme par les matériaux qui, normalement éliminés par la bile, doivent alors passer dans le sang ; il apporte un certain trouble dans les fonctions digestives par l'absence de bile dans l'intestin, et de ces deux faits résulte toujours une cachexie plus ou moins marquée ; la rétention biliaire a enfin un retentissement grave sur le tissu hépatique lui-même, où elle produit des phénomènes de cirrhose bien connus depuis les recherches expérimentales de Charcot et Gombault. L'aboutissant de ces phénomènes est toujours la mort survenant lentement par cachexie, ou arrivant au milieu des symptômes de l'ictère grave.

La chirurgie moderne apporte un remède à ces différents troubles, soit en enlevant l'obstacle au cours de la bile dans le cas d'occlusion lithiasique par exemple (cholécystotomie, cholédocotomie); soit en permettant l'écoulement de la bile au dehors par une fistule biliaire artificielle (cholécystostomie); soit en créant une nouvelle voie que peut suivre la sécrétion biliaire pour se rendre de la vésicule dans l'intestin (cholécystentérostomie).

Mais, à côté des ictères chroniques dus à une occlusion du canal cholédoque ou du canal hépatique, il en est d'autres dus à une altération primitive du parenchyme hépatique, et qui ne sont pas justiciables du traitement chirurgical ; tels sont les ictères chroniques qui accompagnent la cirrhose hypertrophique. Ces ictères peuvent présenter des symptômes communs aux précédents et leur diagnostic est souvent des plus difficiles.

Comme ces interventions peuvent n'être pas absolument inoffensives, surtout chez des malades déjà affaiblis et présentant, du fait de leur ictère, une tendance marquée aux hémorrhagies, il importe de bien préciser leurs indications et de faire, autant que possible, un diagnostic précis avant d'entreprendre aucune opération.

Nous nous proposons de rechercher ici quels sont les signes qui, en clinique, peuvent mettre sur la voie du diagnostic, et particulièrement ceux qui permettent de différencier les ictères par occlusion du cholédoque des ictères par cirrhose hépatique.

Nous étudierons d'abord l'étiologie des ictères

persistants, puis leur symptomatologie avec les différents types qu'elle peut présenter suivant la cause première de l'ictère. Nous verrons ensuite comment on peut poser un diagnostic étiologique, et quelle doit être la conduite du chirurgien en face d'un cas de ce genre.

# CHAPITRE PREMIER

## Etiologie des ictères persistants

Les ictères persistants relèvent de deux ordres de lésions : lésions des voies biliaires extra-hépatiques ; lésions des voies biliaires intrahépatiques.

Les ictères par lésions des grosses voies biliaires peuvent être divisés eux-mêmes en deux grandes catégories : rétention biliaire par un obstacle situé à leur intérieur même, rétention biliaire par un obstacle situé en dehors d'elles et agissant par compression.

Les obstacles siégeant dans les voies biliaires elles-mêmes sont de nature variée : bouchon muqueux ou gonflement de la muqueuse, de l'ictère catarrhal; calcul; rétrécissement cicatriciel; cancer, etc.

L'ictère catarrhal présente ordinairement une évolution assez rapide pour qu'il puisse sembler étonnant de le voir placer dans les ictères persistants, mais il existe des cas d'ictère catarrhal d'une durée de plusieurs mois, bien étudiés par Dieulafoy, sous le nom d'ictère catarrhal prolongé, et ces ictères pouvant donner lieu à des erreurs de diagnostic, par le fait même de leur rareté, doivent être étudiés ici.

L'ictère persistant dû à la lithiase biliaire est au contraire extrêmement fréquent; c'est, de l'avis de tous les auteurs, la cause la plus fréquente de l'ictère persistant. Les calculs peuvent produire une occlusion du cholédoque, d'une durée très longue, de plusieurs années, dans quelques cas, et être ensuite expulsés spontanément; ou bien, en séjournant dans le cholédoque, ils ulcèrent légèrement sa surface muqueuse et donnent lieu à la production de tissu fibreux qui les fixe définitivement.

L'occlusion des grosses voies biliaires due à la formation du tissu cicatriciel est un fait rare. Ces cicatrices sont consécutives à des ulcérations produites par le passage des calculs, ou a des traumatismes sur la région du foie.

Le cancer des voies biliaires est rarement primitif; dans ces cas, il occupe, le plus souvent, la vésicule et ne donne pas lieu directement à de l'ictère; il occasionne ce symptôme soit par sa propagation au cholédoque, soit par l'intermédiaire du ganglion du hile du foie qui augmente de volume et comprime les voies biliaires (nous étudierons plus loin ce mécanisme). Le cancer secondaire est consécutif à un cancer de la tête du pancréas qui se propage aux voies biliaires.

Le cancer de l'ampoule de Vater peut aussi produire l'ictère en oblitérant l'orifice duodénal du canal cholédoque.

Les obstacles au cours de la bile siégeant en dehors des voies biliaires et agissant par compression sont d'une infinie variété.

L'un des plus connus aujourd'hui est le cancer de la tête du pancréas. Le canal cholédoque est en rapport direct avec cet organe, passant dans une gouttière creusée sur le bord de la glande, ou traversant même parfois complètement le tissu glandulaire. On comprend ainsi qu'une lésion du pancréas puisse comprimer les voies biliaires. Cette altération pourra être autre qu'un cancer : kyste séreux, abcès, calcul pancréatique arrêté dans le canal de Wirsung.

L'agent de compression pourra être le ganglion du hile du foie, augmenté de volume consécutivement à un néoplasme de l'estomac, du foie ou des voies biliaires ou pour toute autre cause.

Plus rarement, on peut trouver des brides péritonéales comprimant le cholédoque ou disposées de telle sorte que le canal, en se réfléchissant sur elles, devienne le siège d'une coudure anormale oblitérant sa lumière.

Enfin, on a cité des cas de compression par un anévrysme de l'artère hépatique, un kyste hydatique du foie, un kyste de l'ovaire, une tumeur du rein, etc.

Certains auteurs décrivaient autrefois des ictères par spasme ou par paralysie des voies biliaires. La contractilité de ces organes a été démontrée par

Laborde, dans sa thèse d'agrégation, et personne actuellement ne conteste ce point. Mais si l'on admet que certains ictères émotifs peuvent être dus à cette cause (encore qu'elle soit insuffisante pour expliquer la rapidité avec laquelle se produisent ces ictères), il est impossible d'admettre un spasme persistant des semaines et des mois, et nous n'admettons pas, nous rangeant en cela à l'avis de la plupart des auteurs, qu'il puisse exister un ictère persistant d'origine spasmodique.

L'ictère par paralysie des voies biliaires n'est plus admis aujourd'hui ; on pense, en effet, que la *vis à tergo* suffit pour provoquer l'écoulement de la bile. Nous n'admettons pas entièrement cette manière de voir et, sans vouloir discuter ici cette question, nous nous contenterons de faire remarquer que, contrairement à l'opinion généralement admise, il peut exister de l'ictère par rétention avec décoloration absolue des féces et coloration foncée des téguments sans que l'oblitération des voies biliaires soit complète. Dans certains cas, au contraire, où l'occlusion des voies biliaires est complète, la bile peut filtrer soit à travers le calcul lui-même, soit entre lui et la paroi du canal, de telle sorte qu'il ne se produit pas d'ictère. Ces faits montrent que l'on doit attacher plus d'importance qu'on ne le fait généralement aux contractions des voies biliaires dans le mécanisme de la production de l'ictère.

Nous citerons à l'appui de cette opinion les deux faits suivants :

## OBSERVATION I
(Résumée.)

Due à l'obligeance de M. le Professeur Lépine.

**TRAUMATISME. — HYDROPISIE DE LA VÉSICULE. — ICTÈRE CHRONI-
QUE. — MORT. — AUTOPSIE : RÉTRECISSEMENT CICATRICIEL.**

S..., Jean-Claude, forgeron, âgé de 54 ans, entré à l'Hôtel-
Dieu le 5 mars 1873. Il y a 18 mois, il a reçu, dans l'hypochondre droit, un coup de corne de vache, qui n'a pas produit de
plaie, mais une contusion sérieuse. Peu de jours après, s'éta-
blit un ictère qui n'a pas cessé depuis, mais dont l'intensité a
présenté quelques variations. Au bout de quelques mois, il vit
survenir dans l'abdomen une tumeur qui se développa insen-
siblement sans donner lieu à aucun trouble douloureux ou
autre. Elle était dure et mobile, le malade pouvait la remuer
avec la main, sans pouvoir lui faire dépasser la ligne médiane,
limite qu'elle atteignait spontanément dans le décubitus laté-
ral gauche. La tumeur a subi, dans son évolution, des variations fréquentes de volume ; toutes les semaines environ, elle
paraissait se vider et, en même temps, le malade présentait de
la diarrhée ; puis elle se remplissait de nouveau en un jour ou
deux.

L'appétit est excellent, la digestion parfaite ; l'état général a
subi pourtant une forte atteinte, le malade a beaucoup maigri, il est faible et ne pourrait travailler, sans être cependant
condamné au lit.

Les selles sont blanches.

Le malade présente un ictère généralisé, intense, presque
noir ; des démangeaisons intolérables mais un peu disconti-
nues. Pouls à 60 ; bruits du cœur normaux.

Dans la fosse iliaque droite, on sent une tumeur grosse
comme une tête de fœtus, tendue, et présentant les caractères
physiques d'une tumeur liquide. Elle est très mobile. A sa partie supérieure, elle semble se rattacher au foie ; pas de bande
de sonorité entre les deux.

On ponctionne et l'on retire deux litres de liquide gris foncé,
filant, épais, qui semble coloré par une masse jaunàtre de
pigment qui n'a pas donné les réactions biliaires.

Le 16 mars (11 jours après l'entrée) l'ictère est moins intense ; ascite considérable.

Les jours suivants, l'ictère augmente de nouveau d'intensité. Le malade meurt le 28 mars, après s'être affaibli peu à peu.

*Autopsie.* — La vésicule apparaît comme une masse grisâtre d'aspect fibreux, plus grosse que le poing, en forme de battant de cloche. Elle renferme un liquide semblable à celui qui a été extrait par la ponction.

Le foie est gros, très ictérique.

La dissection des voies biliaires présente de grandes difficultés, car elles ne sont pas distendues, sont peu apparentes, et sont noyées dans une espèce de tissu fibreux dont il est difficile de les séparer. Le pancréas est absolument sain. Le canal cholédoque est sténosé, mais peut admettre une sonde cannelée avec une certaine difficulté ; sa paroi est dure et fibreuse.

## OBSERVATION II

(Deetjen. — *Deutsch. Archiv. f. Klin. Med.*, LV p. 211.)

### CANCER PRIMITIF DU CANAL CHOLÉDOQUE.

Homme de 62 ans dont l'affection a débuté, neuf semaines avant son entrée à l'hôpital, par de la jaunisse progressive sans signes de lithiase antérieure. Pas de tumeur appréciable à l'abdomen. Un peu d'ascite. Le foie et la rate ne sont pas augmentés de volume. Appétit bon ; malgré cela, amaigrissement. — Mort un mois après l'entrée à l'hôpital ; pendant les derniers jours, hématémèses et mœlena.

*Autopsie.* — Cholédoque induré dans toute sa longueur ; il n'existe pas d'imperméabilité complète du canal pour la bile. — L'examen histologique permet de conclure à un carcinome commençant du canal cholédoque.

Nous citons ces faits pour bien montrer que l'ictère par rétention, même avec coloration foncée des téguments et décoloration absolue des fèces ne suppose pas forcément une occlusion complète des voies biliaires; l'ictère se produit avec une occlusion complète, si la musculature du canal cholédoque est détruite. Nous ne voulons pas conclure à l'existence d'un ictère dû uniquement à une paralysie des voies biliaires; nous n'admettons pas son existence, car nous n'en avons trouvé aucune observation.

Nous avons dit que, à côté des ictères persistants dus à la rétention de la bile dans les gros canaux biliaires, il y a des cas où cette rétention a sa cause dans une oblitération des voies biliaires intra-hépatiques; c'est le cas des cirrhoses du foie avec ictère.

Tout le monde sait actuellement, depuis les travaux de Hanot, qu'il existe une forme de cirrhose qui se manifeste cliniquement par une augmentation du volume du foie et un ictère chronique d'intensité variable. Mais, à côté de cette cirrhose hypertrophique biliaire, il existe une autre forme de cirrhose avec augmentation du volume du foie, et qui peut s'accompagner d'ictère persistant; nous voulons parler de la cirrhose hypertrophique graisseuse décrite par Hutinel et Sabourin, et dont l'évolution clinique est loin d'être toujours aussi caractéristique que celle de la cirrhose de Hanot.

Nous ne nous occupons pas ici de l'ictère hémaphéique et de l'ictère par polycholie qui ne s'accompagnent jamais de décoloration des fèces et sont toujours peu intenses. Ils forment ainsi une classe à part, n'ayant de commun avec la rétention biliaire que la coloration jaune des téguments et ne pouvant donner lieu avec eux à aucune erreur de diagnostic intéressante au point de vue chirurgical.

# CHAPITRE II

Symptomatologie de l'ictère persistant par
occlusion des voies biliaires extra-hépatiques.

L'ictère persistant peut revêtir deux formes : il
peut être progressif, ou, au contraire, d'intensité
variable. L'ictère progressif est celui qui, une fois
établi, se fonce de plus en plus sans jamais diminuer d'intensité. Le type de cet ictère progressif est
l'ictère qui accompagne le cancer de la tête du
pancréas.

L'ictère à intensité variable est un ictère qui,
après s'être établi, se fonce pendant un certain
temps, diminue d'intensité sans jamais disparaître
complètement, puis subit une nouvelle recrudes-
cence, et ainsi de suite un cetain nombre de fois. Le
type de cet ictère est l'ictère qui accompagne la
cirrhose hypertrophique biliaire de Hanot.

La coloration jaune des téguments est toujours
accompagnée, dans l'ictère par rétention, de décoloration des fèces. Celle-ci peut être constante, ou

varier comme l'intensité de l'ictère cutané, suivant que l'occlusion des voies biliaires est absolue ou qu'elle est capable d'augmenter ou de diminuer à certains moments.

Nous ne parlerons pas ici des réactions caractéristiques de l'urine, ni des troubles de l'appareil circulatoire qui sont communs à tous les ictères et ne peuvent être d'aucune utilité pour faire le diagnostic causal.

La coloration des téguments et la décoloration des fèces sont donc deux symptômes constants dans tous les ictères par rétention. Deux autres signes leur sont souvent associés : l'augmentation du volume du foie et l'augmentation du volume de la vésicule.

On a longtemps décrit l'augmentation du volume du foie et de la vésicule comme constants dans l'occlusion du canal cholédoque. C'est ainsi que Charcot, dans ses leçons sur les maladies du foie (1) décrit l'obstruction calculeuse : « Un des premiers effets de l'oblitération, pour peu que l'obstacle siège au-dessous de la bifurcation, est la distension du canal cholédoque et de la vésicule du fiel. Cette distension, en ce qui concerne ce dernier organe, peut être poussée fort loin. C'est alors que la vésicule peut devenir assez volumineuse pour descendre, fait très rare à la vérité, jusqu'à l'ombilic et même jusque dans la fosse iliaque. Bientôt la distension gagne les conduits intra-hépatiques, et il se produit une alté-

(1) CHARCOT. — Leçons sur les maladies du foie, 1888, p. 163.

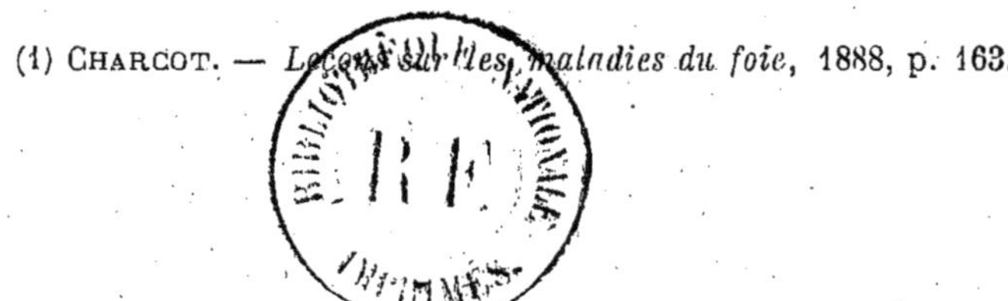

ration particulière du foie qu'on désigne quelquefois sous le nom d'ictère du foie, de congestion
biliaire du foie. Le foie, dans les premières phases,
est volumineux ; dans quelques cas il descend jusqu'à l'ombilic (Bright). Les bords restent tranchants,
ils ne s'arrondissent pas comme dans le foie amy-
loïde, par exemple. La distension de la vésicule est
constamment présente dans cette forme d'hépato-
macrosie, et c'est là, vous le comprenez, une cir-
constance qui peut être utilisée dans la clinique
pour le diagnostic ».

On sait aujourd'hui que la distension de la vésicule
n'est pas constante dans l'occlusion du cholédoque,
mais, comme nous le verrons plus tard, qu'elle est
la règle dans l'ictère dû à un cancer du pancréas,
l'exception dans l'ictère dû à l'obstruction calculeuse
du cholédoque.

Nous verrons de même que l'augmentation de
volume du foie est loin d'être constante dans l'ictère
par rétention. MM. Bard et Pic (1) signalent l'absence constante d'hépatomégalie dans le cancer du
pancréas, et nous avons pu voir que l'hépatomégalie
fréquente dans la lithiase biliaire, fait pourtant défaut bien souvent.

L'ictère persistant peut s'accompagner de phénomènes douloureux : douleurs à la pression ou douleurs spontanées, soit dans la région du foie, soit au
niveau de la vésicule.

---

(1) Bard et Pic.—Cancer primitif du pancréas. *Revue de Médecine*, 1888, p. 257 et p. 282.

Les troubles digestifs dus à l'absence de la bile dans l'intestin sont constants dans l'ictère ; on observe de l'anorexie, des digestions pénibles, de la dyspépsie flatulente ou acide, etc..... Mais il est d'autres troubles digestifs, un peu différents et fort intéressants pour nous, au point de vue du diagnostic ; ce sont les troubles qui précèdent l'apparition de l'ictère.

La cachexie accompagne souvent l'ictère ; elle est due à l'ictère lui-même, aux troubles digestifs qu'il produit et à l'intoxication de l'organisme par la bile. Elle est parfois beaucoup plus accusée, dans les cas où un néoplasme, cause de l'ictère, s'ajoute à celui-ci comme influence débilitante.

L'état général du sujet peut être beaucoup plus grave encore ; on observe dans certains ictères persistants des phénomènes nerveux semblables à ceux de l'ictère grave ; l'ictère grave est d'ailleurs un mode fréquent de terminaison fatale de la rétention biliaire.

La température peut rester normale pendant toute la durée d'un ictère ; elle peut être un peu au-dessous de la normale ; elle peut être élevée au début seulement, on peut voir plusieurs accès fébriles dans le cours de l'ictère, ou observer une température à oscillations très irrégulières. Dans le cours de tout ictère par rétention, on observe parfois le phénomène de la fièvre intermittente hépatique : les accès fébriles se reproduisent avec un peu moins de régularité que ceux de la fièvre intermittente paludéenne, mais ils sont, comme eux, séparés par des

intervalles apyrètiques et marqués par une élévation
brusque et considérable de la température centrale
avec frissons. Cet accident s'observe dans tous les
ictères par rétention, quelle que soit leur cause, et
n'est dû qu'à la rétention biliaire ; ce n'est pas un
phénomène constant ; il est au contraire assez rare.

En résumé, nous aurons à étudier dans chaque
variété d'ictère : la coloration des téguments, la
décoloration des fèces, l'état du volume du foie et de
la vésicule biliaire, les phénomènes douloureux, les
troubles digestifs qui ont précédé l'affection et le
mode de début de celle-ci, l'état général du sujet, la
marche de la température.

## LITHIASE BILIAIRE

L'ictère persistant dû à l'arrêt d'un calcul dans le
canal cholédoque s'observe généralement chez
un sujet qui a éprouvé déjà des coliques hépatiques.
Toutes ces crises ont été, ou non, suivies d'un ictère
léger d'une durée de quelques jours. A la suite de
l'une de ces crises, la jaunisse, au lieu de diminuer
peu à peu au bout de quelques jours, persiste et augmente d'intensité. Elle peut alors s'installer définitivement et prendre la forme de l'ictère progressif ;
dans d'autres cas, au contraire, on la voit persister
très longtemps, mais avec des variations d'intensité.

La décoloration des fèces marche parallèlement à
la coloration des téguments ; elle est absolue et
permanente quand l'ictère est permanent et pro-

gressif ; elle est, au contraire, variable quand l'ictère lui-même est d'intensité variable.

L'augmentation de volume du foie est un phénomène fréquent dans l'ictère par obstruction calculeuse des voies biliaires ; mais ce phénomène est loin d'être constant. Dans les vingt observations d'ictère par obstruction calculeuse rapportées dans la thèse de Lepetit (1), dix fois seulement on a noté le volume du foie, et nous trouvons, en analysant ces cas, les résultats suivants : dans cinq cas, le foie n'a pas semblé augmenté de volume ; sur ces cinq cas, deux fois l'ictère qui amenait le malade à l'hôpital était le premier accident lithiasique éprouvé par le malade, les accidents étaient récents dans un cas (Obs. XIII), dans l'autre (Obs. XX), l'ictère n'avait été accompagné d'aucune douleur et durait depuis trois mois sans atteinte à l'état général ; le malade mourut après avoir été opéré, l'opération et l'autopsie confirmèrent le diagnostic de calcul du cholédoque ; une fois (Obs. XIV), les accidents hépatiques remontaient à 18 ans, s'étaient manifestés par six ou sept crises douloureuses, la première et la dernière ayant seules été accompagnées d'ictère ; l'ictère consécutif à la dernière crise durait depuis un mois et demi. Une fois (Obs. XVII), il s'agissait d'un malade souffrant de coliques hépatiques depuis 23 ans qui fut opéré pour un ictère très récent.

Une fois (Obs. IV), le malade fut opéré pour une crise légère avec ictère très clair et selles colorées ; les premiers accidents remontaient à 13 ans.

(1) Lepetit. — Cholédocotomie, Thèse de Paris, 1893-94.

Dans les cinq autres cas, le foie a semblé augmenté de volume; trois fois (Obs. V, XII, XVIII), il s'agissait de crises hépatiques successives datant de 9 mois, un an, trois ans et demi, et l'ictère qui amenait le malade à l'hôpital était récent mais avait suivi de près les autres crises hépatiques; une fois (Obs. XIX), les crises existaient depuis 2 ans et l'ictère actuel (progressif) depuis 4 mois. Dans un cas, enfin, les coliques hépatiques existaient depuis 8 ans, l'ictère actuel depuis neuf mois et demi, le foie dépassait notablement le rebord inférieur des fausses côtes, mais le malade mourut et l'on trouva, à l'autopsie, que le foie ne paraissait pas augmenté de volume (il est vrai que le poids n'est pas noté).

Dans la thèse de Couturier (1), sur sept observations, on trouve deux fois un ictère persistant (datant de un mois dans un cas, de quatre mois et demi dans l'autre), avec un foie de volume normal.

Ceci montre bien que l'augmentation de volume du foie est loin d'être constante dans l'ictère par obstruction calculeuse. Il semble, d'une manière générale, qu'on l'observe toujours lorsqu'il a existé plusieurs atteintes de coliques hépatiques se succédant à des intervalles très rapprochés; il semble, au contraire, qu'elle soit rare quand le malade en est à ses premiers accidents hépatiques, ou quand la crise qui a produit l'ictère actuellement existant n'a suivi que de très loin les crises précédentes. Enfin, ce

(1) COUTURIER. — De l'obstruction calculeuse du cholédoque, Th. de Paris 1896-1897

signe semble ne pas exister quand les symptômes d'occlusion sont légers (ictère peu foncé, selles colorées). Peut-être est-il en rapport, non avec la rétention biliaire elle-même, mais avec l'infection des voies biliaires.

On ne peut poser à ce sujet aucune règle fixe. La seule conclusion que l'on doit tirer de ces faits est qu'il ne faut accorder qu'une valeur très relative à ce signe. Il semble, d'ailleurs, comme on le voit dans l'Obs. XVI de la thèse de Lepetit, et comme nous l'avons vu dans beaucoup d'autres observations d'ictère, que les signes cliniques de l'augmentation du volume du foie, bord inférieur du foie perceptible au palper à deux ou trois travers de doigt au-dessous du rebord inférieur des fausses côtes, augmentation de l'aire de la matité hépatique n'aient pas une valeur absolue ; dans plusieurs observations où l'examen du malade a été fait peu de temps avant la mort, on voit que l'autopsie n'a pas confirmé à ce sujet les données cliniques, soit qu'un foie cliniquement gros soit en réalité normal, soit au contraire qu'un foie cliniquement normal soit en réalité augmenté de volume. Nous n'en concluons pas que l'on ne doit pas tenir compte de cette exploration clinique qui, dans la grande majorité des cas, est exacte et rend de grands services, mais seulement qu'il ne faut pas lui accorder une valeur absolue.

L'augmentation du volume de la vésicule biliaire est très rare dans l'occlusion lithiasique. Courvoisier, le premier, a bien montré que cette augmentation

de volume était fréquente dans le cancer et rare dans
la lithiase. Terrier, après lui, a insisté sur ce signe
connu aujourd'hui sous le nom de signe de Courvoisier-Terrier. Terrier l'a même érigé en règle absolue. Le signe n'est pourtant pas absolument constant, et il existe quelques observations, rares il est
vrai, de lithiase biliaire avec une vésicule non atrophiée, grosse et distendue par de la bile ; ces observations sont rapportées dans la thèse de Bonnet (1) qui
conclut que la loi de Courvoisier-Terrier est vraie le
plus souvent mais pas toujours ; il ajoute que ce
signe est d'ailleurs très difficile à apprécier cliniquement. Ce phénomène n'a donc encore qu'une valeur
clinique relative, en raison des difficultés que l'on a
de le trouver et de son inconstance.

La douleur est la règle dans la lithiase biliaire,
avec enclavement d'un calcul. Le plus souvent, le
malade a eu, auparavant, des attaques franches de
coliques hépatiques avec douleur très vive dans
l'hypochondre droit, s'irradiant dans l'abdomen et
l'épaule droite, vomissements bilieux, etc., et l'ictère
qui détermine le malade à se faire traiter, a été lui-
même consécutif à une colique hépatique.

Pourtant ce phénomène ne s'observe pas dans
tous les cas. Comme on peut le voir dans les observations que nous citons plus haut, au sujet des
modifications de volume du foie, c'est souvent la
première colique hépatique, ressentie par le malade,
qui amène un ictère progressif et permanent ; dans

(1) BONNET. — Th. Paris, 1895-1896.

certains cas, même, si cet ictère est dû à l'enclavement d'un calcul, la douleur a fait complétement
défaut, le seul symptôme éprouvé par le sujet a été
l'ictère, avec décoloration des fèces. Il arrive aussi,
fort souvent, que l'affection actuelle a été précédée
de crises douloureuses, mais celles-ci n'ont pas
revêtu l'allure de la colique hépatique franche, elles
ont pris la forme de crampes d'estomac; la crampe
d'estomac chez les arthritiques, est souvent une
colique hépatique à forme fruste. En général, les
derniers accidents douloureux ont eu lieu au moment
où s'est établi l'ictère, et le malade n'éprouve plus de
douleur spontanée, mais la région hépatique reste
sensible à la pression, surtout si le foie déborde le
rebord des fausses côtes ; cette douleur à la pression
peut faire défaut. La vésicule est toujours douloureuse à la pression, dans les cas où elle est distendue. La douleur spontanée qui, habituellement, n'a
existé qu'au début de l'ictère, peut se reproduire
pendant le cours de l'affection ; souvent alors, on
observe des variations dans l'intensité de la coloration des téguments et de la décoloration des fèces.
ce signe étant dû à la mobilisation du calcul. Ces
coliques peuvent s'accompagner de l'expulsion défi-
nitive du calcul et de la cessation de l'ictère ; c'est
un processus de guérison spontanée, assez fréquent;
on a pu l'observer à la suite d'un ictère de très longue durée.

La cessation de l'ictère peut n'être pas complète ;
l'ictère diminue seulement, puis reprend de l'intensité
à la suite d'une nouvelle colique ; c'est ce qu'on

observe dans les cas où un nouveau calcul vient s'enclaver. Ce second calcul lui-même peut s'enclaver sans douleur, mais c'est un fait rare, et Harley a formulé la règle suivante : « Quand, après l'issue d'un calcul, la disparition de l'ictère n'est que temporaire et que la peau reprend lentement, graduellement et sans douleur une teinte subictérique bien marquée, neuf fois sur dix, le retour de l'ictère n'est pas dû à ce qu'un autre calcul est venu obstruer le cholédoque, mais à ce qu'il s'est fait une occlusion permanente de ce canal, soit par rétrécissement, soit par inflammation adhésive, soit par ulcération cicatricielle (1) ».

Il y a peu de choses à dire sur les troubles digestifs qui caractérisent l'ictère lithiasique. Les troubles prémonitoires sont ceux que nous avons cités : crampes d'estomac représentant une colique hépatique atténuée ; les troubles qui accompagnent l'ictère sont communs à tous les ictères par rétention et ne méritent pas que nous nous y attachions.

L'état général est, le plus souvent, en rapport avec la durée de l'affection. La cachexie est due uniquement aux troubles digestifs et à l'intoxication générale de l'organisme par la bile. Elle survient assez tardivement et se manifeste surtout par un état d'amaigrissement très marqué. On n'observe jamais de troubles spéciaux du côté du système nerveux. S'il survient de la prostration, du délire, ces phéno-

______

(1) HARLEY. — Jaundice, its pathology and treatment. London, 1853.

mènes sont liés au syndrome ictère grave que l'on observe souvent après un ictère durant depuis plus ou moins longtemps (de quelques semaines à plusieurs années); ces phénomènes se terminent très rapidement par la mort du malade.

L'élévation de température est fréquente mais non constante au début, au moment de la colique hépatique; une fois l'ictère constitué, il n'y a pas, en général, d'hyperthermie, mais on peut observer la fièvre intermittente hépatique dont nous avons parlé plus haut.

En résumé, nous voyons donc que, dans la lithiase biliaire avec occlusion permanente du cholédoque, on observe un ictère avec : coloration des téguments tantôt progressive, tantôt d'intensité variable; décoloration des fèces, tantôt absolue, tantôt d'intensité variable; foie tantôt de volume normal, tantôt dépassant le rebord des fausses côtes; vésicule le plus souvent atrophiée; douleurs spontanées et à la pression, inconstantes; coliques hépatiques précédant l'ictère dans l'immense majorité des cas et existant souvent depuis plusieurs années, mais parfois aucun symptôme douloureux; amaigrissement et cachexie en rapport avec la durée de l'affection, mais jamais de phénomènes nerveux graves (prostration, délire), sauf dans les derniers jours du malade; température en général normale, sauf au début (dans certains cas), et sauf le cas de fièvre intermittente hépatique qui n'est pas très fréquent.

### ICTÈRE CATARRHAL PROLONGÉ

L'ictère catarrhal prolongé débute toujours, comme l'ictère catarrhal ordinaire, par un accès de fièvre, les signes d'une inflammation gastro-duodénale et la coloration jaune des téguments. Dans l'ictère catarrhal ordinaire, la perméabilité du cholédoque se rétablit au bout de deux ou trois semaines, les selles se recolorent et la coloration jaune de la peau diminue progressivement. Dans les cas où il doit se prolonger, au bout de trois semaines, la fièvre étant tombée depuis plusieurs jours déjà, on voit des selles rester blanches et l'ictère persister. Il peut persister fort longtemps, trois mois dans quelques cas. Cet ictère sera tantôt progressif (Frerichs), tantôt d'intensité variable, comme dans les cas cités par Dieulafoy. La décoloration des fèces varie comme l'intensité de l'ictère cutané ; l'augmentation du volume du foie est un phénomène constant dans l'ictère catarrhal prolongé, comme dans l'ictère catarrhal vulgaire ; cette augmentation de volume persiste pendant toute la durée de l'ictère et même quelquefois après sa disparition. — Nous n'avons trouvé aucune donnée sur l'état de la vésicule dans ces cas ; elle est probablement normale. Le foie est toujours douloureux à la pression. On a trouvé constamment une augmentation du volume de la rate. Les troubles digestifs particuliers à cette sorte d'ictère persistant sont les troubles gastro-intestinaux qui marquent son début. L'état général est, au

début de l'affection, tantôt excellent (l'ictère catarrhal prolongé succède souvent à un ictère très bé-
nin), tantôt très grave, et l'on observe souvent, avec
les troubles digestifs préictériques, un état typhoïde,
de l'abattement, de la prostration, du délire ; cet état
s'accompagne toujours d'une température élevée.
Ces phénomènes, dans les cas où l'ictère doit se
prolonger, cessent rapidement. Mais l'état général
subit alors une atteinte assez forte, du fait de l'ictère :
on observe de l'amaigrissement et de la cachexie.
La température est, en général, normale pendant
cette période.

## CANCER DE L'AMPOULE DE VATER.

L'ictère est, en général, le premier symptôme apparent du cancer de l'ampoule de Vater. De même que
l'ictère lithiasique et que l'ictère catarrhal prolongé,
il peut être continu et progressif, ou présenter, au
contraire, des hauts et des bas, avec recoloration
temporaire des matières fécales. Le volume du foie
est variable, tantôt normal, tantôt exagéré ; la vésicule biliaire est distendue. Il n'y a pas de douleur à
la pression de ces organes. La douleur spontanée
est un signe rare ; elle a pourtant été observée une
fois par Rendu (1) ; elle revêtait la forme de coliques
hépatiques ; il y avait aussi, chez ce malade, de la
douleur à la pression au creux épigastrique. — Au
début, on observe rarement des troubles digestifs

(1) Rendu. — Soc. Méd. des Hôpitaux. — 1er mai 1896.

spéciaux ; parfois des alternatives de constipation
et de diarrhée, ou du melœna. — La cachexie apparaît au bout d'un certain temps, comme dans les
autres sortes d'ictère par rétention ; elle est pourtant
un peu plus précoce, plus profonde et surtout plus
rapide.

Il n' y a pas d'élévation de température au début
de l'affection, ce n'est que plus tard, à la période de
cachexie, que l'on peut observer des accès de fièvre.
Le malade succombe assez rapidement : la durée de
l'affection varie entre six mois et dix-huit mois.

### CANCER DES VOIES BILIAIRES

Le cancer de la vésicule ne donne pas lieu à de
l'ictère, au moins au début ; il en produit plus tard,
en se propageant au cholédoque.

Le cancer du cholédoque est le plus souvent consécutif à la propagation d'un cancer du pancréas
(et ses signes se confondent avec ceux de cette affection), ou d'un cancer de la vésicule. Dans ce dernier
cas, la vésicule est dure, ligneuse. Le foie est le
siège de noyaux secondaires, il est augmenté de
volume, sa surface présente des bosselures. La
cachexie est rapide.

Le cancer primitif du cholédoque est très rare ;
nous en rapportons une observation (Obs. I, chap. I<sup>er</sup>).
Dans ce cas, l'affection ne s'était manifestée d'abord
que par une anorexie progressive et un amaigrissement assez rapide ; le foie et la rate n'étaient pas
augmentés de volume ; il y avait un peu d'ascite ; le

malade mourut ou bout de deux mois après avoir eu des hématémèses et du melœna. On vit à l'autopsie que l'oblitération était incomplète.

Le cancer des voies biliaires peut entraîner un ictère par sa propagation au ganglion du hile du foie qui augmente de volume et comprime le cholédoque : nous étudierons plus loin ce mécanisme.

### RÉTRÉCISSEMENT CICATRICIEL

Le rétrécissement cicatriciel survient le plus souvent à la suite de l'ulcération produite dans la muqueuse par le passage ou le séjour d'un calcul. On trouve donc des antécédents lithiasiques avec coliques hépatiques, et la plupart des signes de l'occlusion lithiasique, moins la douleur. Nous avons dit plus haut que Harley admettait que, quand un ictère lithiasique, après avoir persisté un certain temps, ou quelques jours seulement, se reproduisait très lentement, peu de temps après sa disparition et sans douleur, on avait affaire, neuf fois sur dix, à un ictère par cicatrice du cholédoque.

Le rétrécissement du canal cholédoque peut survenir encore à la suite d'un traumatisme, comme dans l'observation que nous avons rapportée plus haut (Chap. Ier). Dans ce cas, l'ictère était apparu au lendemain d'un traumatisme dans l'hypochondre droit et avait duré dix-huit mois environ, avant d'entraîner la mort du malade par cachexie. L'ictère était très intense, présentant de temps à autre de légères rémissions. Le foie était augmenté de

volume, la vésicule grosse et très dure, perceptible au palper. Pas de douleur spontanée ou provo-
quée, pas de fièvre. .

## TUMEURS DU PANCRÉAS

La compression du canal cholédoque par un cancer du pancréas est une cause très connue d'ictère
progressif. Le premier symtôme de l'affection est, en
général, l'ictère qui se développe progressivement
et ne rétrocède jamais ; l'ictère par cancer du pancréas est le type de l'ictère progressif. Il y a pourtant des observations d'ictère par cancer du pancréas où l'on a vu une débacle biliaire faire suite à
la rétention absolue (1).

MM. Bard et Pic (2) citent, comme signe constant,
l'absence d'augmentation de volume du foie ; les
observations rapportées dans la thèse de Caron (3)
confirment absolument cette donnée. Mais ce fait
absolument exact pour le cancer primitif du
pancréas, au début, se trouve souvent infirmé
plus tard par la généralisation du néoplasme au
foie qui est alors considérablement augmenté de
volume, mais présente presque toujours des bosselures au lieu d'avoir la surface lisse du gros foie
ictérique. La vésicule est constamment augmentée

(1) DIEULAFOY. — *Traité de path. interne*, 1897, t. III, p. 671.
LEGRAND. *Revue de Medecine*, février 1889.

(2) BARD et PIC. — *Loc., cit.*

(3) CARON. — Contrib. à l'étude du cancer du pancréas. Th.
Paris 1888-1889.

de volume; ce signe, signalé par Courvoisier, puis par Terrier ne fait défaut dans aucune des observations de MM. Bard et Pic, ni de Caron.

Il existe constamment des phénomènes douloureux : ce sont des douleurs épigastriques mal localisées, d'abord sourdes, puis de plus en plus aiguës, procédant par paroxysmes. Il n'y a pas de douleur à la palpation. La distension énorme de la vésicule est rarement accompagnée de douleurs. La rate n'est jamais augmentée de volume (Bard et Pic). On observe quelquefois de l'ascite.

Il y a, en général, une anorexie très marquée et très précoce ; assez souvent des vomissements. Ces vomissements sont surtout fréquents, quand la tumeur, par compression ou propagation, a produit une sténose du pylore ; on trouve, dans ces cas, une dilatation marquée de l'estomac. La diarrhée est très inconstante. L'état général est toujours profondément atteint ; la cachexie rapide et précoce, l'amaigrissement excessif sont la règle ; le cancer de la tête du pancréas est, de tous les cancers viscéraux, celui qui évolue le plus rapidement.

La température est habituellement hyponormale. On peut observer la fièvre intermittente hépatique.

Mais l'ictère persistant peut être dû à la compression du canal cholédoque par une altération du pancréas autre qu'une tumeur ; on a signalé comme fréquents les kystes du pancréas, siégeant plus souvent à la queue de l'organe qu'à la tête ; quand un kyste séreux siège à la tête, il comprime habituellement le cholédoque et donne, comme le cancer, un ictère progressif foncé avec décoloration des fèces, foie de volume normal, vésicule distendue et souvent hypothermie légère.

Mais, dans ces cas, la cachexie due à l'ictère et à la lésion pancréatique est moins rapide, et l'amaigrissement moins marqué que s'il y avait un néoplasme, mais plus marquée pourtant que dans l'ictère lithiasique. On peut aussi, dans ces cas, observer du diabète pancréatique. On peut éprouver des douleurs aiguës, la névralgie cœliaque de Friedreich, rappelant la colique hépatique, ou des souffrances profondes et sourdes.

La lésion peut être non un kyste séreux, mais un abcès, comme Harley en a rapporté une observation (1). On comprend que, dans un cas de ce genre, la marche de la température pourra être sensiblement modifiée.

### AUGMENTATION DE VOLUME DU GANGLION DU HILE DU FOIE.

Le ganglion du hile du foie, situé contre la paroi du canal cholédoque, peut, dans certaines circonstances, augmenter de volume et comprimer le canal.

Cette augmentation de volume peut être sous la dépendance d'un cancer du foie, d'un cancer des voies biliaires, d'un cancer de l'estomac; d'une péritonite tuberculeuse ou même de l'état général du sujet. Les symptômes varieront suivant la cause.

(1) HARLEY. — On Jaundice London, 1853, p. 80.

L'ictère est, en général, progressif dans le cas de dégénérescence du ganglion, puisque celui-ci ne peut qu'augmenter de volume ; au contraire, si l'hypertrophie du ganglion est due à une autre cause, elle peut diminuer à certains moments et l'on observe un ictère à intensité variable avec débâcles biliaires. Le foie peut être augmenté de volume du fait de l'ictère ; cette augmentation n'est pas constante et semble même n'être pas la règle au début ; on peut observer l'augmentation du volume du foie due à une autre cause que l'ictère, dans le cas où la dégénérescence du ganglion est consécutive à un néoplasme du foie ou à un néoplasme de l'estomac avec noyaux secondaires dans le foie.

Tous les troubles autres que l'ictère sont en relation avec la lésion qui a causé celui-ci. On aura les symptômes du cancer du foie, du duodénum, de l'estomac ou de la vésicule biliaire.

Decléty (1) rapporte, dans sa thèse, deux cas d'ictère par adénite hépatique. Dans un cas il s'agissait d'un enfant strumeux présentant des hypertrophies ganglionnaires multiples ; ce fait mit sur la voie du diagnostic qui fut confirmé par l'autopsie. Dans l'autre cas, il y avait, avec l'ictère, une ascite considérable qui empêchait de reconnaître le volume du foie ; on pensa à une cirrhose hypertrophique avec ictère et ascite (cirrhose mixte) ; l'autopsie montra qu'il y avait une cirrhose atrophique

(1) DECLÉTY. — Contribution à l'étiologie et au diagnostic de la cirrhose hypertrophique. Th. Paris, 1882.

peu avancée, coexistant avec une péritonite tuberculeuse et la dégénérescence caséeuse du ganglion du hile du foie.

### AUTRES CAUSES DE COMPRESSION DU CHOLÉDOQUE

On a cité : l'occlusion par une bride péritonéale, la compression par un anévrysme de l'artère hépatique, une tumeur du rein, un kyste de l'ovaire, un kyste hydatique du foie, etc.

Dans ce cas, on a toujours un ictère progressif ; en général le foie n'est pas augmenté de volume, au moins pendant les premières semaines, dans la majorité des cas ; la vésicule biliaire est, au contraire. distendue. Les autres symptômes sont ceux de l'affection qui cause l'ictère.

### CONCLUSION

En résumé, dans les ictères dus à une occlusion siégeant sur les voies biliaires extra-hépatiques, on se trouve en présence d'un ictère progressif ou d'un ictère d'intensité variable, accompagné d'un amaigrissement et d'une cachexie assez rapides (très marqués déjà au bout de 2 ou 3 mois), surtout s'il y a coexistence d'un cancer. La vésicule est en général, distendue, sauf dans l'obstruction calculeuse. Le foie a son volume normal, pendant les premières semaines au moins, sauf dans la moitié environ des cas d'occlusion lithiasique ; cette augmentation de volume, qui semble coexister le plus souvent avec une augmentation de volume de la rate (celle-ci n'est malheureusement explorée que dans un petit nombre d'observations), est peut-être un signe d'infection légère des voies biliaires ; c'est aussi à l'infection que l'on rattache l'atrophie de la vésicule dans la lithiase. Le volume du foie est toujours augmenté dans l'ictère catarrhal prolongé ; la rate est grosse dans ces cas.

La douleur spontanée n'est bien caractérisée que dans la lithiase ; elle peut exister dans d'autres cas avec des symptômes analogues. La douleur à la pression est un symptôme très inconstant.

Les troubles digestifs sont les mêmes dans tous les cas, exception faite pour les crampes d'estomac qui peuvent précéder l'occlusion lithiasique, pour l'anorexie précoce dans les cancers, et pour la gastro-entérite qui précède l'ictère catarrhal.

La cachexie due à l'ictère se manifeste au bout de peu de temps ; elle est très marquée au bout de 2 ou 3 mois. La cachexie due au cancer évolue plus rapidement, elle est extrêmement marquée au bout d'un mois.

La température est normale ou un peu hyponormale dans le cours de l'ictère, sauf dans les cas de fièvre intermittente hépatique qui peuvent s'observer dans tous les ictères par rétention, indépendamment de leur cause première. Elle est élevée pendant les premiers jours dans l'ictère catarrhal. Elle est quelquefois élevée au moment des coliques hépatiques.

On n'observe jamais de phénomènes nerveux

graves : abattement, prostration, délire, coma, sauf
au début de certains ictères catarrhaux, et à la dernière période de tous les ictères par rétention extra-
hépatique, lorsqu'ils se terminent par le syndrome
ictère grave.

# CHAPITRE III

## Symptomatologie de l'ictère persistant par occlusion des voies biliaires intra-hépatiques.

L'ictère persistant dû à une rétention biliaire dans les petits canaux intra-hépatiques a sa cause dans une altération particulière du tissu conjonctif du foie : la cirrhose.

Il existe un type clinique bien défini de cirrhose du foie avec ictère chronique, c'est la cirrhose hypertrophique biliaire décrite par Hanot. Mais ce type clinique de la cirrhose hypertrophique biliaire est très rare. On observe plus fréquemment une autre sorte de cirrhose avec augmentation de volume du foie, et pouvant s'accompagner d'un ictère foncé persistant : c'est la cirrhose hypertrophique grais-seuse décrite particulièrement chez les tuberculeux et les alcooliques par Hutinel (1), puis par Sabourin (2).

(1) Hutinel. — *France Médicale*, 1881, n°s 30 et suivants.
(2) Sabourin. — Arch. de Physiologie, 1881, p. 584.

Ce sont ces deux affections que nous allons étudier
ici.

## CIRRHOSE HYPERTROPHIQUE BILIAIRE

Cette affection est caractérisée par l'ictère chronique et par l'augmentation du volume du foie.

L'ictère peut être précoce, être même le premier
symptôme de l'affection ; il peut, au contraire, n'ap-
paraître qu'au bout de quelque temps (jusqu'à un
an). Sa caractéristique est sa grande variabilité ; il
varie d'intensité, non d'un jour à l'autre, mais par
périodes plus ou moins longues. L'ictère du début
disparaît souvent, complètement une ou plusieurs
fois ; c'est ce qu'on a appelé la période des ictères à
répétition, mais, au bout d'un certain temps, il s'éta-
blit définitivement, présentant seulement des inten-
sités variables. Cet ictère est rarement très foncé ;
c'est d'habitude un subictère avec ictère jaune clair
dans les moment paroxystiques. L'état de coloration
des matières varie comme l'ictère lui-même ; tantôt
elles sont blanches, tantôt elles sont semi-liquides et
renferment de grandes quantités de bile.

L'augmentation de volume du foie est constante.
Elle existe dès le début de l'affection ; elle subit, elle
aussi, des variations d'intensité. Au début, quand
l'ictère disparaît, le foie redevient plus petit, sans
toutefois reprendre jamais ses dimensions normales ;
plus tard, à la période de l'ictère chronique, le foie
est très volumineux débordant largement le rebord
des fausses côtes, descendant jusqu'à l'ombilic ou
dans la fosse iliaque, donnant à l'abdomen une défor-

mation caractéristique ; le volume du foie, à cette période même, augmente à chaque poussée d'ictère. Il conserve sa forme, son bord tranchant, sa consistance ferme et élastique, sa surface lisse.

En même temps on observe toujours de l'hypertrophie de la rate. Presque jamais d'ascite.

Il y a habituellement une légère douleur à la pression de la région hépatique, douleur qui peut exister spontanément. Elle est sourde, profonde, diffuse dans tout le foie et ne s'irradie jamais dans l'épaule droite.

Les troubles digestifs sont très marqués au début de l'affection. On a, le plus souvent, avant l'apparition de l'ictère, des troubles qui rappellent la gastrite éthylique : lenteurs des digestions, pituites matutinales, anorexie très marquée, et en même temps, crises douloureuses dont nous avons parlé. Plus tard, une fois l'affection constituée et l'ictère définitivement établi, les symptômes de gastrite disparaissent, l'appétit revient, est même parfois très prononcé; il y a peu d'amaigrissement, pas de dégoût pour les aliments gras.

La conservation d'un bon état général est un des points les plus caractéristiques de l'histoire de la cirrhose hypertrophique biliaire. Les malades continuent à vaquer à leurs occupations pendant plusieurs années, n'éprouvant qu'un peu de diminution des forces et un amaigrissement très peu marqué.

Les troubles digestifs (vomissements bilieux et douleur) reparaissent à chaque poussée paroxystique.

La température est habituellement normale, sauf au début, pendant la période pré-ictérique, et au moment de chaque poussée nouvelle. Elle n'atteint jamais alors un chiffre très élevé.

L'affection dure presque toujours plusieurs années ; à la fin, l'état général s'aggrave, les poussées paroxystiques se rapprochent, les hémorrhagies fréquentes font faire à la cachexie des progrès rapides et le malade meurt avec le syndrome de l'ictère grave. La durée de la maladie varie, d'après Schachmann, entre 2 ans et 30 ans ; elle est habituellement de 4 ou 5 ans.

### CIRRHOSE HYPERTROPHIQUE GRAISSEUSE

L'évolution de la cirrhose hypertrophique graisseuse est toute différente de celle de la cirrhose de Hanot. Dans la grande majorité des cas, en effet, l'ictère est d'une très courte durée, 8 à 15 jours, amenant rapidement le malade à la mort ; cet ictère est de plus un ictère léger, plutôt un subictère ; il peut même manquer complètement. Mais, dans quelques cas, cet ictère dure plus longtemps (un mois et demi) et atteint une coloration très foncée, presque bronzée, comme dans le cas de cancer du pancréas, par exemple ; il est toujours progressif et, une fois installé, ne rétrocède pas, ne présente aucune rémission ; il s'accompagne de décoloration des fèces.

Cet ictère n'est jamais le premier symptôme de la maladie. Il est toujours précédé de troubles digestifs, durant depuis un temps plus ou moins long.

Ces troubles sont surtout des troubles douloureux, des crises douloureuses dans l'hypochondre
droit et le creux épigastrique, sans irradiation dans
l'épaule droite. Ces crises durent quelques minutes
à peine, mais se reproduisent fréquemment. On
observe, en même temps, une anorexie assez marquée, quelquefois des vomissements (pituite matuti-
nale). Le malade maigrit rapidement et perd ses
forces, tout en restant capable de travailler. A cette
période, le foie est généralement augmenté de
volume.

L'apparition de l'ictère, quelle que soit son intensité, marque habituellement le début des accidents
généraux graves : le sujet est obligé de s'aliter,
éprouve une anorexie complète et une perte de forces considérable. Ce qui caractérise l'état général
à cette période, c'est l'abattement et la prostration ;
le malade ne cause pas, répond à peine aux questions qu'on lui pose; c'est l'état général de l'ictère
grave. Au bout de peu de temps, la mort survient
dans le coma.

L'hypertrophie du foie fait rarement défaut ; elle
est parfois très peu accusée et généralement moins
marquée que dans la cirrhose de Hanot.

La vésicule biliaire n'est pas perceptible par la
palpation.

La température est très irrégulière, tantôt à 37°,
tantôt à 38°, tantôt à 39° ; sans que les ascensions ou
les descentes présentent aucune régularité, ni rien
qui puisse rappeler la fièvre intermittente hépatique;

ce fait, sans être caractéristique, a pourtant une certaine valeur diagnostique.

Nous reproduisons ici deux observations de cirrhose hypertrophique graisseuse, accompagnée d'ictère très foncé et évoluant assez lentement (un mois et demi). Dans le premier de ces cas, on a pensé à une occlusion du cholédoque, et l'on a fait au malade une cholécystostomie ; l'opération n'a nullement influé sur la marche de l'affection, et le malade est mort trois jours après l'opération, sans avoir présenté de signes d'infection.

OBSERVATION III

(Résumée.)

Due à l'obligeance de M. le professeur agrégé Vallas.

ICTÈRE IL Y A VINGT ANS. ALCOOLISME. PAS DE SYPHILIS. CRISES DOULOUREUSES ABDOMINALES DEPUIS SIX MOIS ; ICTÈRE DEPUIS UN AN SE FONÇANT PROGRESSIVEMENT ; FÈCES DÉCOLORÉES. HYPERTROPHIE MODÉRÉE DU FOIE. TEMPÉRATURE IRRÉGULIÈRE. ETAT GÉNÉRAL D'ICTÈRE GRAVE. CHOLÉCYSTOTOMIE, PAS DE CALCULS ; CHOLÉCYSTOSTOMIE. MORT. AUTOPSIE : CIRRHOSE.

G..., Joseph, 47 ans, chauffeur. Entré le 25 juin 1898, salle Saint-Pierre (service du D<sup>r</sup> Josserand, à l'Antiquaille).

Pas d'antécédents héréditaires.

Le malade a toujours joui d'une excellente santé. Aucune maladie dans l'enfance. Pas de rhumatisme ; pas de syphilis.

A 22 ans, ictère généralisé qui semble avoir eu l'allure d'un ictère infectieux à début brusque avec phénomènes généraux ; cet ictère, de coloration très foncée, persista deux mois et guérit sans complications.

Après la guérison de l'ictère, chancre sur lequel le malade ne donne guère de renseignements. Il dit cependant qu'il était douloureux, qu'il s'accompagnait de ganglions douloureux et qu'il n'a été suivi d'aucun accident secondaire.

Marié, sa femme a eu une fausse couche consécutive à un accident. Quatre enfants, une fille morte de refroidissement ; trois autres actuellement vivants et bien portants.

Depuis l'ictère signalé plus haut, jusqu'à cette année, c'est-à-dire pendant vingt-trois ans, le malade a joui d'une santé parfaite ; depuis une date déjà ancienne, il boit en général trois litres de vin par jour, et fréquemment de l'absinthe.

Il y a six mois que le malade a commencé à présenter les premiers symptômes de l'affection actuelle : crises douloureuses siégeant dans la région sous-ombilicale de l'abdomen, revenant en moyenne deux à trois fois par jour et durant de cinq à dix minutes chacune ; elles n'étaient pas très intenses et n'empêchaient pas le malade de travailler. Elles ne s'accompagnaient d'aucun trouble gastrique ou abdominal, tout au moins pendant les trois premiers mois : ni anorexie ; ni vomissements, ni diarrhée.

Depuis trois mois, par contre, l'appétit a notablement diminué, pour arriver à l'anorexie presque complète, mais toujours sans vomissements et sans diarrhée. Le malade a considérablement maigri et perdu ses forces. Il aurait diminué de vingt-deux kilogrammes depuis le début de la maladie.

Il y a un mois, début de l'ictère qui semble se foncer de plus en plus. Depuis l'apparition de l'ictère, il semble que les douleurs se soient accentuées ; elles ont toujours le même caractère et le même siège, mais elles durent plus longtemps et ont pris une acuité plus marquée.

Les douleurs et l'ictère sont les seuls symptômes que l'on relève dans l'histoire clinique du malade.

A l'entrée, le faciès est encore relativement bon et on trouve un enbompoint encore assez marqué. Il faut tenir compte de ce fait que le malade a été très gras et a pesé 100 kilogs.

Pas de céphalée ; pas de troubles du côté des yeux, vue normale ; pas de bourdonnements d'oreilles.

Etat général d'ictère grave.

: La langue est rouge, dépouillée, comme vernissée, avec un aspect scrotal. Sensation de sécheresse et de soif très marquée.

L'estomac ne peut être délimité en raison de l'état de ballon-

nement de l'abdomen. Il y a toujours persistance d'une anorexie complète pour tous les aliments, sans douleur au creux
épigastrique, sans vomissements, sans hématémèses. Le malade
raconte pourtant qu'à deux reprises différentes, il y a quelques
jours, il se serait réveillé la bouche pleine de sang.

L'examen du ventre décèle une déformation qui rappelle un
peu le ventre des batraciens. A noter une saillie marquée de la
cicatrice ombilicale. Pas de circulation complémentaire.

La palpation ne décèle en aucun point de l'abdomen de masse
néoplasique ou d'induration profonde.

A la percussion, on trouve une large zone de sonorité se propageant jusque dans les fosses iliaques où l'on retrouve seulement une matité de trois travers de doigt à peu près. Cette matité se déplace dans les mouvements du malade. En somme, il
semble qu'il y ait un peu d'ascite, mais surtout du météorisme.

Les douleurs abdominales persistent. Il semble pourtant
qu'elles aient diminué depuis l'administration d'un purgatif.
Ni diarrhée, ni constipation. Les selles sont complètement
décolorées, le malade les compare lui-même à du plâtre.

Le foie présente une augmentation de volume marquée. On
sent nettement son bord inférieur dépassant les fausses côtes
de trois travers de doigt.

La rate ne peut être perçue, par la palpation, d'une façon
nette, mais, à la percussion, on a une zone de submatité au
niveau du rebord des fausses côtes à gauche.

Au cœur, la pointe ne peut être délimitée d'une façon précise,
mais semble battre dans le 5e espace. Le choc est diffus, les
bruits sont sourds ; pas d'arythmie, pas de ralentissement.

Au poumon : en avant, sonorité et respiration normales. En
arrière, submatité aux deux bases sans modification des vibra-
tions, timbre emphysémateux sans râle. Pas de lésions des som-
mets ; le malade ne tousse et ne crache pas.

L'ictère est absolument généralisé, avec une teinte plus foncée
au niveau du thorax et du visage, où il prend une teinte d'un
jaune verdâtre. Pas de prurit. Pas d'œdème des jambes.

A signaler de nombreuses varicosités cutanées sur la peau
des membres inférieurs.

— On ne trouve nulle part de masses ganglionnaires.

La température est très irrégulière ; montée il y a deux jours à 39°, elle est actuellement apyrétique.

*Urines.* — Réaction de Gmelin très nette ; ni sucre, ni albu mine.

27 juin. — Le malade a été pris, ce matin, de violentes douleurs abdominales, dont le maximum et le point de départ semblent être dans la région sous-ombilicale du côté droit, s'irradiant dans tout l'abdomen et dans les fausses côtes. Pas de douleur au niveau de l'épaule droite. Ces douleurs ne s'accompagnent ni de vomissements, ni de diarrhée, mais l'abdomen est beaucoup plus tendu et ballonné. L'ascite ne semble pas s'être accrue. On perçoit surtout une sonorité exagérée jusque dans les fosses iliaques.

La palpation profonde de l'abdomen qui, avant-hier, était indolore, est maintenant douloureuse avec prédominance au niveau de la région sous-ombilicale droite. La langue est de plus en plus sèche et dépouillée. Hémorrhagies gingivales et linguales assez abondantes ; haleine fétide.

La température, apyrétique depuis trois jours, est remontée le soir à 38°5.

On diagnostique une obstruction calculeuse des grosses voies biliaires et, le 29 juin, le malade passe dans le service de M. le professeur agrégé Vallas, à l'Hôtel-Dieu.

30 juin. — *Opération* (pratiquée par M. Vallas).
Anesthésie à l'éther.

Laparotomie sur le bord externe du grand droit du côté droit. Il sort en abondance du liquide d'ascite fortement teinté en jaune. La vésicule a le volume d'une grosse mandarine, sans être très tendue ; ses parois semblent minces et, à première vue, elle ressemble beaucoup à du gros intestin ballonné. Le doigt introduit le long des canaux biliaires et dans l'hiatus de Winslow ne sent ni calculs, ni tumeur. On suture la vésicule au péritoine pariétal ; on suture l'incision abdominale. On ouvre la vésicule ; il sort une bile épaisse, vert très foncé ; pas de calculs. On met une mèche de gaze dans la vésicule.

Le foie ne dépasse pas les fausses côtes ; il est dur. Pendant l'opération, il y a continuellement une légère hémorrhagie en nappe que l'on ne peut arrêter.

Le soir de l'opération l'état est stationnaire ; pas de fièvre ; e pansement est souillé de sang et de liquide d'ascite.

2 juillet. — Dans la nuit du 1er au 2 juillet, le malade a dû être sondé ; l'urine était très sanglante ; le pansement était très souillé de sang.

Mort le 2 juillet à 9 heures du matin. Le malade s'est rapidement affaibli ; pas de symptômes péritonéaux.

*Autopsie* le 3 juillet. — Poumons. Cœur. Péricarde. Rien à noter.

A l'incision de l'abdomen, il coule encore du liquide ascitique ; pas de péritonite.

Le foie (1,750 gr.), a un volume voisin de la normale. Il présente extérieurement une coloration vert olive foncé ; il est dur et bosselé dans toute son étendue. A la coupe, le tissu forme un fond vert foncé, sur lequel courent des traînées fibreuses qui décomposent la coupe en îlots ayant en moyenne le diamètre d'une pièce de 50 centimes. Au centre de ces îlots verts existe très souvent un petit noyau jaune vif du volume d'un grain de blé. Pas de périhépatite.

L'épaisseur des parois de la vésicule est normale.

Les canaux cystique et cholédoque sont ouverts sur la sonde cannelée dans toute leur étendue, ils sont perméables partout ; on ne trouve ni calcul, ni tumeur, ni aucune autre altération.

L'estomac et le duodénum incisés ne présentent aucune altération.

Vers le hile du foie, dans l'épiploon gastro-hépatique et autour du pancréas, existent quelques ganglions de coloration foncée presque noire ; ils ne compriment pas le canal cholédoque.

La rate est très augmentée de volume : 320 gr.

Le pancréas a un volume normal. Pas de tumeur.

Les matières contenues dans le gros intestin sont totalement décolorées.

Les reins (droit 270, gauche 300) sont augmentés de volume. Ils ont une teinte foncée due à l'ictère. La seule lésion manifeste est la tuméfaction dégénérative très notable de la substance corticale avec stries rougeâtres. La surface est lisse ; la capsule non adhérente.

L'urine continue et la vessie est sanglante.

*Examen microscopique du foie.* — Tissu conjonctif très abondant. Sur la plupart des points de la coupe on voit des travées de tissu conjonctif ancien se colorant bien par le picro-carmin et enserrant des îlots de tissu hépatique présentant l'aspect du foie normal. A l'intérieur des îlots on voit des travées de tissu conjonctif plus jeune, infiltrant complètement le tissu hépatique et le dissociant.

On trouve quelques zones de dégénérescence graisseuse, et d'assez nombreux néo-canalicules biliaires.

## OBSERVATION II

### (Résumée.)

MERKLEN.— (2 cas de cirrhose hypertrophique graisseuse avec ictère.)
(*Revue de Médecine*, 1882, p. 998.)

ICTÈRE GRAVE. MORT.— AUTOPSIE : CIRRHOSE HYPERTROPHIQUE
GRAISSEUSE

J..., Ursule, 46 ans, ménagère, entre, le 4 mars 1892. à l'Hôtel-Dieu de Paris (Service de M. le professeur Vulpian) salle Sainte Martine, n° 13. Pas d'antécédents héréditaires.

Elle a eu la scarlatine à l'âge de 8 ans.

En novembre, elle éprouva un malaise général avec courbature excessive; elle ne pouvait plus marcher. A cette même époque, elle éprouva, à la région épigastrique, une douleur assez vive. En outre, elle avait des palpitations très fortes et de l'essoufflement qui l'empêchaient même de monter au 1er étage où elle habitait. Les douleurs qu'elle éprouvait à la région épigastrique se faisaient aussi sentir en un point directement opposé de la région dorsale. A partir de cette époque, elle perdit peu à peu l'appétit, eut du vertige et de la céphalalgie; fréquents vomissements alimentaires et bilieux, ces derniers le matin principalement; dans ces derniers temps, quelques selles noirâtres, contenant une plus ou moins grande quantité de sang; jusqu'à il y a quinze jours, elle n'a jamais eu d'œdème ni de ballonnement du ventre.

Depuis 2 ans, digestions excessivement longues et pénibles.

Il ne semble pas y avoir d'habitudes alcooliques.

Il y a six semaines, la malade s'alita et, huit jours après, elle commença à prendre la teinte ictérique. Cette teinte alla toujours en s'accentuant, et c'est même ce motif qui engage la malade à se présenter à l'hôpital.

Soir. — Température axillaire : 38o6.

*Etat actuel* (5 mars). — La malade présente une teinte ictérique excessivement prononcée, occupant toute la surface du corps et uniforme.

Elle est dans un état de prostration assez marqué, répondant avec une certaine difficulté aux questions qu'on lui pose.

Le ventre est très volumineux et très ballonné ; la percussion y révèle surtout du tympanisme et un peu d'ascite.

Le foie est augmenté de volume ; il déborde les fausses côtes de deux à trois travers de doigt, mais il est difficile de le délimiter exactement, car, dans tout l'hypochondre droit, la malade éprouve, à la simple pression, une douleur très marquée, un peu plus accentuée au niveau de l'épigastre.

La rate est augmentée de volume.

L'estomac ne présente rien à noter, si ce n'est une sonorité exagérée.

Les veines abdominales sont très dilatées.

Au cœur, bruits un peu sourds.

Dyspnée considérable. A l'auscultation, des deux côtés, en avant et en arrière, nombreux râles muqueux et sibilants. Un peu d'œdème des membres inférieurs.

L'urine contient une quantité considérable de matières colorantes de la bile.

Selles complètement décolorées. Depuis presque le début de l'ictère, la malade a une diarrhée persistante et très abondante.

Matin : température axillaire, 38o6.

Traitement.— Solution de Vichy, calomel 0.50, sirop d'iodure de fer.

Soir : température axillaire, 38o8.

6 mars. — La malade a passé une nuit agitée ; elle a eu un peu de délire. Langue sèche ; presque continuellement, vomissements glaireux et bilieux que provoque le plus léger accès de toux. Température axillaire : matin, 38o6 ; soir, 38o4.

7 mars. — La malade est toujours très prostrée ; elle a eu, pendant la nuit, beaucoup de délire de paroles.

T. A. : matin, 38°9 ; soir, 39°2.

8 mars. — Même état que la veille, la langue est toujours très noire et très sèche.

T. A. : matin, 38°4 ; soir, 39°2.

9 mars. — La diarrhée persiste ; la malade ne demande pas le bassin, ou, quand elle le demande, elle n'attend pas qu'on le lui donne. Elle a été un peu moins agitée que les autres nuits.

T. A. : matin, 37°4 ; soir, 59°6.

10 mars. — La malade répond à peine aux questions qu'on lui adresse ; son mari est venu la voir hier, elle ne l'a pas reconnu. Diarrhée presque continuelle ; les selles sont toujours décolorées.

T. A. : matin, 37°8 ; soir, 38°2.

11 mars. — Respiration pénible, expectoration très difficile. La malade est plongée dans un état de somnolence dont il est difficile de la faire sortir.

T. A. : matin, 37°6 ; soir, 37°.

La malade entre en agonie vers 8 heures du soir et meurt dans la nuit, à 2 heures 1/2 du matin.

*Autopsie.* — 32 heures après la mort, 13 mars 1882.

*Poumons.* — Splénisation des bases.

*Cœur.* — Très surchargé de graisse ; ne présente, du reste, aucune altération très nette.

*Cavité abdominale.* — Ascite en petite quantité.

*Foie.* — Augmenté de volume. Poids 2,820 grammes ; il est très infiltré de bile et présente une coloration vert épinard uniforme.

*Voies biliaires.* — On constate la perméabilité des parties que l'on a pu examiner, à savoir l'origine du canal hépatique et la terminaison du canal cholédoque ; la partie moyenne des canaux hépatiques n'a pas pu être examinée, cependant on peut affirmer l'intégrité du pancréas.

*Estomac et intestins.* — Sains ; mais ces organes sont surchargés de graisse.

*Rate.* — Grosse et diffluente.

*Reins.* — Gros et infiltrés de bile, flasques et présentant en différents endroits des infarctus hémorrhagiques.

*Encéphale.* — Rien à noter.

*Examen histologique du foie.* — A un faible grossissement : 1o Dégénérescence générale des cellules hépatiques ; celles-ci paraissant avoir été réellement remplacées par des gouttelettes de graisse ; 2o Ilots de sclérose irrégulièrement disséminés, affectant sur certains points la forme rubanée avec tendance à la disposition annulaire, mais ordinairement isolés et servant de centre à des traînées plus ténues de tissu fibreux, qui rayonnent en différents sens. Ces îlots de sclérose sont développés autour des vaisseaux des espaces portes, qui paraissent avoir été le point de départ de la néoformation fibreuse.

Avec un plus fort grossissement, au niveau des îlots de sclérose, on voit par place de petites accumulations de cellules embryonnaires ; ces cellules se retrouvent encore sur certains points entre les cellules hépatiques dégénérées. Dans l'intérieur des lobules hépatiques, on constate la dégénération des cellules du foie ; leur disposition méthodique n'existe plus ; la plupart sont complètement remplacées par des gouttelettes de graisse ou des cristaux d'acides gras ; d'autres, moins altérées, ont perdu leur forme, n'ont plus de noyau apparent et sont fortement imprégnées de bile. Enfin on trouve encore des cellules plus petites, de coloration semblable, paraissant être des cellules hépatiques en voie de retour à l'état embryonnaire. Ces cellules petites se voient surtout au voisinage des îlots de sclérose et, sur certains points il semble qu'elles prennent part à la formation de pseudo-canalicules biliaires, tapissés de cellules cubiques que l'on retrouve çà et là dans l'épaisseur du tissu fibreux.

## CIRRHOSES MIXTES.

Après la cirrhose hypertrophique biliaire et la cirrhose hypertrophique graisseuse, citons les cirrhoses mixtes avec ictère et ascite, dont les observations sont encore assez rares.

On observe, dans ces cas, les symptômes de la cirrhose atrophique veineuse, une ascite considérable et de la circulation supplémentaire des veines abdominales, sur lesquelles vient se greffer un ictère; ou, au contraire, les symptômes d'une cirrhose hypertrophique biliaire, auxquels se surajoutent plus tard de l'ascite et de la circulation supplémentaire des veines abdominales.

# CHAPITRE IV

---

## Diagnostic.

Après avoir étudié les symptômes des ictères persistants et leurs variations suivant la cause première de l'affection, nous allons chercher quels sont ceux de ces signes qui pourront nous permettre de poser un diagnostic précis.

Le diagnostic d'ictère par obstruction calculeuse du canal cholédoque est, le plus souvent, un diagnostic facile. Les antécédents du malade, les crises de coliques hépatiques anciennes et l'apparition de l'ictère progressif, à la suite d'une de ces crises, sont absolument caractéristiques ; ces symptômes manquent rarement. Mais, quelle que soit la rareté du fait, il est pourtant bien établi, et l'on conçoit qu'il est alors très difficile d'affirmer l'origine lithiasique de l'ictère. Sur quoi se baser, en effet, pour faire ce diagnostic ? Nous avons vu que l'augmentation de volume du foie est inconstante ; cette inconstance est, d'ailleurs, commune à d'autres ictères par rétention.

L'atrophie de la vésicule est presque constante, mais peut faire défaut; d'ailleurs, si l'on peut parfois affirmer, par l'examen clinique d'un malade, qu'une vésicule est très distendue, on ne peut jamais affirmer qu'elle est atrophiée; tout ce que l'on peut dire, c'est qu'on ne la perçoit pas nettement par la palpation. Bonnet, dans sa thèse (1), signale bien ce fait de la difficulté de l'exploration de la vésicule biliaire, que nous avons eu nous-même l'occasion d'observer plusieurs fois. Les troubles digestifs, la température et l'état général du sujet n'ont rien de spécial dans l'ictère persistant par obstruction calculeuse, et sont les mêmes que dans toute rétention biliaire. L'intensité de la cachexie et la rapidité de son évolution, moins lentes que dans les ictères dus à un cancer du pancréas, ne peuvent être qu'un signe de probabilité. En résumé, il n'y a qu'un seul symptôme permettant d'affirmer que la cause d'un ictère persistant est une obstruction calculeuse des grosses voies biliaires : c'est l'existence antérieure de coliques hépatiques et l'apparition de l'ictère, à la suite d'une colique hépatique nettement caractérisée. Lorsque ce signe fait défaut, l'augmentation de volume du foie, l'absence de vésicule perceptible par la palpation, la température normale, la cachexie peu marquée, malgré la persistance et l'intensité de l'ictère, enfin l'absence de prostration et de délire, permettent de penser à la lithiase, mais ce n'est qu'une probabilité.

(1) BONNET. — *Loc. cit.*

Le diagnostic du cancer primitif de la tête du pancréas a été considéré pendant longtemps comme un diagnostic impossible à faire en clinique ; depuis les travaux de MM. Bard et Pic (1), on sait que c'est un diagnostic facile. On peut affirmer l'existence d'un cancer du pancréas quand on se trouve en présence d'un malade présentant un ictère progressif intense, un foie de volume normal, une vésicule distendue, nettement perceptible à la palpation, une cachexie très rapide avec amaigrissement extrême, une rate de volume normal.

Mais, comme nous l'avons dit, le cancer du pancréas ne se manifeste pas toujours par un type clinique aussi nettement défini.

Le volume du foie peut être exagéré, si cet organe est le siège d'un cancer secondaire, la vésicule peut n'être pas nettement perceptible, il peut exister des phénomènes douloureux rappelant la colique hépatique ; enfin, il peut exister, très exceptionnellement il est vrai, une débâcle de bile dans le cours de l'affection, Les types cliniques que l'on aura dans ces cas s'écarteront donc du type normal et seront d'un diagnostic difficile. Il est vrai qu'ils sont rares, et que l'absence d'un seul de ces signes peut n'être à ce point de vue qu'un léger inconvénient, tant l'évolution de l'affection est caractéristique ; mais si, en présence d'un cancer du pancréas, on pense rarement à une autre affection, il arrive souvent que, en présence d'une autre affection, on pense à un can-

_________

(1) BARD et PIC. — *Loc. cit.*

cer du pancréas. Dans notre Obs. III (cirrhose hypertrophique graisseuse), l'on avait posé le diagnostic probable de lithiase, mais on avait aussi émis l'hypothèse d'un cancer du pancréas.

Un cancer primitif du canal cholédoque ou de l'ampoule de Vater aura, à peu de chose près, la même allure clinique que le cancer de la tête du pancréas. La fréquence des hémorrhagies intestinales n'est qu'un signe de probabilité contre le cancer du pancréas, car elles peuvent exister dans celui-ci ; la tendance des ictériques aux hémorrhagies est un fait bien connu.

Un autre type clinique, souvent bien défini, de l'ictère chronique est l'ictère catarrhal prolongé. Lorsqu'on a observé les phénomènes du début, l'ictère catarrhal vulgaire, et que l'on voit persister l'ictère foncé et l'augmentation du volume du foie, le diagnostic est facile. Mais, très souvent, on n'a pas assisté au début de l'affection, on ne le connaît que par le récit du malade et l'on sait le peu d'importance qu'il faut attacher à ces récits, surtout à l'hôpital. Si le sujet est peu intelligent, il est souvent difficile d'acquérir la certitude que les troubles qu'il a ressentis avant l'apparition de l'ictère n'ont pas été une colique hépatique mal caractérisée. De plus, cette affection est assez rare, et cela augmente encore la difficulté du diagnostic.

C'est certainement d'un ictère catarrhal prolongé qu'il s'agissait dans le cas rapporté par le professeur

Terrier, à l'Académie de Médecine (1), et où ce chirurgien fit une cholécystostomie ; nous donnons ici le résumé de cette observation.

### OBSERVATION V
#### (Résumée.)

HYPERTROPHIE ET CONGESTION DU FOIE. — OBSTRUCTION PROBABLE DES VOIES BILIAIRES AVEC ICTÈRE TRÈS INTENSE. — ACCIDENTS FÉBRILES GRAVES. — FISTULE FAITE A LA VÉSICULE BILIAIRE APRÈS LAPAROTOMIE EXPLORATRICE. — GUÉRISON RAPIDE DE TOUS LES ACCIDENTS. — PERSISTANCE DE LA FISTULE BILIAIRE.

D..., Edouard, 33 ans, doreur sur bois, entre à l'hôpital Bichat le 20 mai 1890.

Rien à signaler dans les antécédents ; ni alcoolisme, ni syphilis.

En novembre 1889, embarras gastrique. A la fin de décembre et au début de janvier, accidents fébriles intenses avec douleurs vives au creux épigastrique, teinte subictérique des conjonctives, vomissements bilieux trois heures après le repas, anorexie. Diminution rapide des accidents sous l'influence du régime lacté et de vésicatoires sur la région du foie. Poussées d'urticaire qui font penser, à cette époque, à un kyste hydatique.

Le malade est alors envoyé dans le service du Professeur Terrier pour être opéré ; il entre le 20 mai.

A cette époque, subictère des téguments et des conjonctives ; foie descendant jusqu'à l'ombilic, voussure accusée ; vésicule non perceptible par la palpation. Rate normale. Pas de douleurs ; anorexie marquée, dégoût de la viande. Digestion normale et facile, sauf pour la viande. Selles presque décolorées. Pas d'adénopathies.

Le 9 juin, ponction exploratrice du foie ; ne donne qu'un peu de sang ; le soir 38°2.

(1) TERRIER. — Bulletin de l'Académie de Médecine, 1890, vol. XXIV, p. 591.

Le lendemain apparaît un ictère généralisé qui devient de plus en plus intense les jours suivants. Température variant entre 37° le matin et 38° et 40° le soir. Insomnie, vives douleurs de reins, inappétence absolue.

Traitement : eau de Vichy, régime lacté, sulfate de quinine à haute dose.

Peu à peu les accidents se calment, la fièvre disparaît et l'ictère diminue. La maigreur et la faiblesse sont très prononcées.

Le 29 juin, sans cause appréciable, l'ictère reparaît ; pas de fièvre.

Le 1er juillet, 38°6 le soir ; les jours suivants température normale.

Le 4 juillet, foie énorme, ictère intense. Douleur à la palpation abdominale. Selles décolorées.

Le 5 juillet laparotomie exploratrice (par MM. Terrier et Quénu). Le foie est énorme, congestionné, à surface lisse et rouge foncé ; vésicule cachée sous le foie. Voies biliaires normales, pas de calcul ; il semble à M. Quénu sentir quelques ganglions. En présence de ces examens négatifs, on fait une cholécystostomie.

Les jours suivants, pas de fièvre, diminution de l'ictère ; on note un simple subictère dès le 9 ; le lendemain, cinquième jour après l'opération, les selles sont recolorées.

Sortie le 3 août.

Le malade est revu le 28 octobre ; la fistule persiste. L'état général est excellent ; plus d'ictère, mais le foie déborde encore de 4 travers de doigt le rebord inférieur des fausses côtes.

Les autres ictères par rétention extra-hépatique ne répondent pas comme l'obstruction calculeuse, le cancer du pancréas et l'ictère catarrhal prolongé, à un type clinique bien défini. Ce n'est qu'exceptionnellement que l'on peut faire le diagnostic de leur cause ; dans un cas rapporté par Decléty (1), on avait

(1) DECLÉTY. — Th. Paris 1882.

fait le diagnostic de compression du cholédoque par un ganglion hypertrophié ; ce diagnostic basé sur l'existence d'adénopathies multiples et l'âge du sujet (13 ans) fut confirmé par l'autopsie. Mais c'est là un fait exceptionnel.

En résumé, la colique hépatique dans le cas de lithiase, l'amaigrissement rapide, l'absence d'hépatomégalie et de mégalosplénie, la marche progressive de l'ictère et la distension considérable de la vésicule dans le cancer du pancréas, enfin l'ictère foncé à intensité variable faisant suite à un ictère catarrhal vulgaire, sont les seuls signes qui permettent de poser un diagnostic ferme lorsqu'on se trouve en présence d'un ictère par rétention dans les grosses voies biliaires. Le diagnostic de la cirrhose hypertrophique biliaire est facile ; le mode d'évolution de l'affection, ictère variant d'intensité et n'acquérant jamais une coloration bien foncée, conservation d'un bon état général et augmentation considérable du volume du foie forment un type clinique caractéristique. Ce n'est guère que dans les premières périodes de l'affection, dans les deux ou trois premiers mois, qu'on pourrait la confondre avec un ictère catarrhal prolongé, en raison des symptômes gastriques et des accidents fébriles qui peuvent en marquer le début. La faible intensité de l'ictère aux moments où il est le plus accusé, sera, dans ce cas, un bon signe de cirrhose hypertrophique.

Le diagnostic des cirrhoses mixtes est facile quand une ascite vient se surajouter à un gros foie avec ictère ; mais si tous les phénomènes sont contemporains, et surtout si l'ictère survient dans le cours d'une cirrhose vulgaire, on pourra penser à une péritonite tuberculeuse avec compression du cholédoque par un ganglion.

L'état général du sujet, l'abondance de l'ascite et la mobilité du liquide péritonéal (plus grandes dans la cirrhose), l'intensité de la circulation complémentaire abdominale, le peu d'intensité de l'ictère, ne seront, le plus souvent, que des signes de probabilité qui pourront faire défaut.

La cirrhose hypertrophique graisseuse, dans le cas où elle s'accompagne d'un ictère chronique de coloration foncée, peut faire penser à une obstruction calculeuse ou à une tumeur du pancréas (comme dans notre Obs. III). En effet, son évolution n'a rien de très caractéristique. L'ictère progressif et l'augmentation du volume du foie survenant après des troubles digestifs douloureux, assez durables, se retrouvent dans bien des cas d'ictère par rétention. Le diagnostic pourra se faire en se basant sur la température à oscillations irrégulières, qui est un signe un peu insuffisant, et surtout sur l'existence des troubles nerveux de l'ictère grave : abattement, prostration. délire. Ce signe ne fait jamais défaut dans la cirrhose hypertrophique graisseuse après l'apparition de l'ictère.

On le retrouve dans les ictères par rétention qui ont duré un certain temps (un mois au moins) et qui vont se terminer rapidement par la mort du sujet.

Mais, dans ces cas, on pourra éliminer l'idée d'une cirrhose si l'on apprend que les phénomènes graves n'ont pas débuté en même temps que l'ictère. Si l'on n'a pas de renseignements sur l'histoire du malade, le diagnostic sera souvent impossible.

# CHAPITRE V

Indications générales de l'intervention
chirurgicale.

Nous venons de voir les difficultés du diagnostic
dans l'ictère persistant. Nous avons vu que, sauf
dans le plus grand nombre des cas de lithiase et de
cancer du pancréas et dans la cirrhose hypertrophique biliaire, ce diagnostic est impossible. Que
devra donc faire un chirurgien en présence d'un
ictère foncé persistant dont il ne connaîtra pas la
cause ? S'abstenir ? C'est priver un malade des secours
de la chirurgie, alors qu'ils pourraient apporter un
remède à son état ou même le guérir complètement
(s'il s'agit d'un calcul).

Opérer dans tous les cas ? Cette solution présenterait
moins d'inconvénients peut-être. Les seuls cas où
l'intervention est inutile sont les cas de cirrhose ou
d'ictère catarrhal prolongé ; dans cette dernière
hypothèse, l'intervention ne peut être nuisible, peut-
être même a-t-elle hâté la guérison du malade de
Terrier (Obs. V) ; dans l'hypothèse d'une cirrhose

graisseuse, il ne semble pas qu'elle ait une influence fâcheuse sur l'évolution de la maladie, si elle n'empêche pas la mort du sujet, elle ne la hâte probablement pas.

Mais on ne peut pas affirmer ce dernier point ; on doit, de plus, éviter au malade toute intervention inutile.

Dans le cas de cirrhose graisseuse cette intervention est néttement contre-indiquée ; or nous avons signalé la constance de la prostration dans cette affection, nous avons dit qu'on la trouvait aussi dans certains ictères chroniques sur le point de se terminer par la mort et contre lesquels la chirurgie est impuissante, et jamais dans d'autres cas d'ictère persistant. Nous pouvons donc formuler la règle suivante : l'abstention s'impose quand un malade atteint d'ictère persistant présente un état général rappelant celui de l'ictère grave : abattement, prostration, délire.

La cirrhose hypertrophique biliaire est toujours facile à diagnostiquer, sauf à la première période où l'on ne peut la confondre qu'avec un ictère catarrhal prolongé. On ne songerait jamais, dans ces cas, à une intervention chirurgicale, d'autant plus que l'ictère est très peu accusé et que l'état général du malade est excellent.

En présence d'une cirrhose mixte avec ictère chronique et ascite, la seule erreur de diagnostic que l'on puisse faire est de penser à une péritonite tuberculeuse avec compression du cholédoque par un ganglion. Dans ces cas où l'ictère n'est d'ailleurs pas très foncé, jamais un chirurgien ne proposera une cholécystostomie et encore moins une cholé-cystentérostomie à un malade qu'il pense atteint d'une tuberculose du péritoine.

Nous voyons que si les cas où l'intervention est formellement contre-indiquée (cirrhose hypertro-phique biliaire, cirrhose hypertrophique graisseuse, cirrhose mixte, péritonite tuberculeuse avec adéno-pathie du hile du foie) sont d'un diagnostic clinique souvent très difficile, au point de vue pratique le chirurgien n'aura qu'à se conformer à la règle que nous avons établie : « abstention en présence des symptômes nerveux de l'ictère grave » pour être certain de ne jamais faire subir à son malade une opération inutile.

Dans le cas où l'intervention est indiquée d'une façon absolue (lithiase, cancer, etc.), si le diagnostic n'a pu être fait, le chirurgien ne devra pas hésiter à pratiquer la laparotomie exploratrice, toujours inof-fensive, et pourra, par ce moyen, faire le diagnostic exact et se comporter suivant les circonstances. Ce n'est pas ici le lieu de développer les indications spéciales à chacune des opérations de la chirurgie biliaire ; nous n'ajouterons qu'un mot pour terminer : c'est que la cachexie, même très prononcée, n'est jamais une contre-indication absolue à la laparoto-mie exploratrice et à une intervention plus sérieuse ; on peut encore obtenir, à cette période même, une guérison complète, alors que l'état du malade sem-blait désespéré.

# CONCLUSIONS

I. — Les causes de l'ictère persistant doivent être rangées en deux grandes classes : obstacles au cours de la bile siégeant au niveau des voies biliaires extra-hépatiques ; obstacles siégeant au niveau des voies biliaires intra-hépatiques.

L'ictère persistant dû à une lésion extra-hépatique est seul justiciable du traitement chirurgical.

II. — Le diagnostic différentiel entre l'ictère par rétention extra-hépatique et l'ictère dû à une cirrhose, facile dans la majorité des cas, est parfois presque impossible à faire ; particulièrement dans le cas d'ictère accompagnant une cirrhose hypertrophique graisseuse.

La seule règle pratique que l'on puisse proposer au chirurgien est de s'abstenir de toute intervention quand il y a un état général rappelant celui de l'ictère grave : abattement, prostration, délire.

III. — Le diagnostic étiologique de l'ictère par rétention extra-hépatique, facile dans la plupart des cas de lithiase, et dans certains cas de cancer primitif de la tête du pancréas (Bard et Pic), est souvent impossible à faire. Le chirurgien n'hésitera pas, dans ces cas, à faire une laparotomie exploratrice et à se conduire suivant les circonstances. La cachexie, même assez prononcée, ne doit pas être considérée comme une contre-indication.

# BIBLIOGRAPHIE


BARTH et BESNIER. — Art. voies biliaires *in* Dic. encyclopédique des Sciences Médicales.

RENDU. — Art. Foie *in* Dict. encyclopédique des Sciences
Médicales.

CHAUFFARD. — Art. Foie *in* Traité de Médecine de Charcot et
Bouchard.

CHARCOT. — Maladies du foie et des reins. Paris 1888.

DIEULAFOY. — Pathologie interne.

FRERICHS. — Maladies du foie.

HARLEY. — On Jaundice, London 1853.

JACCOUD. — Cliniques

LAVERAN et TEISSIER. — Pathologie interne.

MURCHISON. — Maladies du foie.

TROUSSEAU. — Cliniques de l'Hôtel-Dieu, t. III.

STRAUSS. — Des ictères chroniques, Paris 1878.

TELLEECHEA. — Contribution à l'étude de l'ictère persistant. Th.
de Paris, 1879.

BONNET. — Etat de la vésicule biliaire dans les ictères chroniques par rétention. Th. de Paris, 1894-1895.

HANOT. — Etat de la vésicule dans l'obstruction du cholédoque.
*Bulletin Médical*, juillet 1894.

### Lithiase biliaire

CORNILLON. — Dyspepsie douloureuse et lithiase. *Progrès
Médical*, 1879.

COUTURIER. — De l'obstruction calculeuse du choéldoque. Th.
de Paris, 1895-1896.

CYR. — Traité de l'affection calculeuse du foie, Paris, 1884

CYR. — Causes d'erreur dans le diagnostic de l'affection calculeuse du foie. *Arch. gén. de Méd.*, 1890.

LEPETIT. — Cholédocotomie. Th. Paris, 1893-1894.

MOSSÉ. — Des accidents de la lithiase biliaire. Th. d'agrég., Paris, 1880.

TERRIER. — Cholédocotomie. *Revue de Chirurgie*, 1892.

### Ictère catarrhal prolongé

DIEULAFOY. — *Semaine Médicale*, 11 juillet 1888.

DIEULAFOY. — *Mercredi Médical*, 12 février 1890.

Mlle HERZENTEIN. — Th. de Paris, 1889-1890.

TERRIER. — *Bulletin de l'Académie de Médecine*, 4 nov. 1890.

### Tumeurs du Pancréas

BARD et PIC. — *Revue de Médecine*, 1888.

CARON. — Contribution à l'étude du cancer du pancréas. Th. de Paris, 1888-1889.

LEGRAND. — *Revue de Médecine*, février 1889.

VERNAY. — Cancer primitif du pancréas. Th. de Lyon, 1884.

WYSS. — Zur Aetiologie des Staungsicterus. *Archives de Virchow*, 1866, vol. XXXVI.

### Cancer des voies biliaires.

BERTRAND. — Cancer de la vésicule. Th. Paris, 1870,

BUSSON. — Cancer de l'ampoule de Vater. Th. Paris, 1890.

DEETJEN. — Ein Foll von primären Krebs des Ductus choledochus. *Deutsch. Archiv. für Klin. Méd.* LV. p. 211.

LANCEREAUX. — Cancer de la vésicule. *Sem. Méd.*, 1867.

RENDU. — Cancer de l'ampoule de Vater. Soc. Méd. des hôpitaux, 1er mai 1896.

### Compression par le ganglion du hile du foie.

DECLÉTY. — Contrib. à l'étiologie et au diagnostic de la cirrhose hypertrophique. Th. de Paris, 1882.

DUVERNOY. — *Progrès Médical*, 1880.

TERRIER. — Académie de Médecine, 10 mars 1891.

### Cirrhoses hypertrophiques.

HANOT. — Th. de Paris, 1876.

SCHACHMANN. — Th. de Paris, 1886-1887.

BELLANGÉ. — Etude sur la cirrhose hypertrophique graisseuse. Th. Paris, 1883-1884.

BOUYGUES. — Cirrhose du foie chez les tuberculeux alcooliques. Th. Paris, 1888-1889.

DUPONT. — Hépatite interstitielle diffuse aiguë. Th. Paris, 1878.

GILSON. — Cirrhose alcoolique graisseuse. Th. Paris, 1883-1884.

HUTINEL. — *France médicale*, 1881.

LANCEREAUX. — *Revue de Médecine*, 1882,

MERKLEN. — Deux cas de cirrhose hypertrophique graisseuse avec ictère. *Revue de Médecine*, 1882.

ROSENBLITH. — Etude sur quelques cas de cirrhose hypertrophique graisseuse. Th. Paris, 1883-1884.

SABOURIN. — *Arch. de Physiologie*, 1881.

SURRE. — Etude sur diverses formes de sclérose hépatique. Th. Paris, 1879.

**Cirrhoses mixtes.**

GUITER. — Th. Paris, 1881.